BEI GRIN MACHT SICH IHR WISSEN BEZAHLT

- Wir veröffentlichen Ihre Hausarbeit, Bachelor- und Masterarbeit

- Ihr eigenes eBook und Buch - weltweit in allen wichtigen Shops

- Verdienen Sie an jedem Verkauf

Jetzt bei www.GRIN.com hochladen und kostenlos publizieren

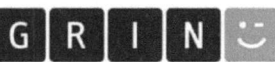

Bibliografische Information der Deutschen Nationalbibliothek:

Die Deutsche Bibliothek verzeichnet diese Publikation in der Deutschen National-
bibliografie; detaillierte bibliografische Daten sind im Internet über http://dnb.d-
nb.de/ abrufbar.

Impressum:

Copyright © 2016 GRIN Verlag, Open Publishing GmbH
Druck und Bindung: Books on Demand GmbH, Norderstedt Germany
ISBN: 9783668356030

Dieses Buch bei GRIN:

http://www.grin.com/de/e-book/345475/miniimplantate-im-zahnlosen-unterkiefer-
zur-verankerung-einer-vollprothese

Michael Ritteser

Miniimplantate im zahnlosen Unterkiefer zur Verankerung einer Vollprothese

GRIN Verlag

GRIN - Your knowledge has value

Der GRIN Verlag publiziert seit 1998 wissenschaftliche Arbeiten von Studenten, Hochschullehrern und anderen Akademikern als eBook und gedrucktes Buch. Die Verlagswebsite www.grin.com ist die ideale Plattform zur Veröffentlichung von Hausarbeiten, Abschlussarbeiten, wissenschaftlichen Aufsätzen, Dissertationen und Fachbüchern.

Besuchen Sie uns im Internet:

http://www.grin.com/

http://www.facebook.com/grincom

http://www.twitter.com/grin_com

Joint Degree Master Program

des International Medical College

und der Universitäten Dresden, Essen, Saarland, Leipzig, Szeged und Bangkok

Miniimplantate im zahnlosen Unterkiefer zur Verankerung einer Vollprothese

Masterarbeit

Master of Science in Implantology and Dental Surgery

International Medical College

DMünster

vorgelegt von:

Dr. Michael Johann Ritteser

2016

Zusammenfassung

Wissenschaftliche Fragestellung:

Miniimplantate im zahnlosen Unterkiefer zur Verankerung einer Vollprothese: Welchen Einfluss haben Implantatlänge, Implantatdurchmesser, Imlantatposition, das chirurgische Verfahren und der Belastungszeitpunkt auf die Survivalrate?

Material und Methoden:

Verwendet wurde die englisch sprachige Suchmaschine PubMed um Artikel bis Dezember 2015 zu durchsuchen. Die Suche wurde nicht durch das Publikationsdatum eingeschränkt.

Die Suche wurde sowohl mit Suchbegriffen als auch mit Schlagwörtern durchgeführt.

Die Suchbegriffe waren „mini dental implants", „narrow diameter implants" und „small diameter implants" , ergänzt wurde die Suche noch mit den Begriffen „edentulous", „overdenture" und „mandible".

Ergebnisse:

Ein Zusammenhang zwischen Implantatlänge, Diameter, Position im Unterkiefer, Anzahl der gesetzten Implantate, chirurgischem Verfahren und der Survivalrate konnte nicht gezeigt werden. Tendenziell schneiden kurze Implantate am schlechtesten ab.

Schlussfolgerungen:

Bisherige Studien betrachteten einige wenige Probanden oder wiesen einen kurzen Beobachtungszeitraum auf. Praktisch in allen Studien wurden verschieden lange Implantate benutzt, ohne dies dann später in der Verlustanalyse zu berücksichtigen. Dies erschwerte einen Vergleich und damit auch die Aussagekraft.

Wünschenswert wären prospektive Studien mit mehr Probanden über einen längeren Beobachtungszeitraum als 1 Jahr, um die tatsächlichen Survivalraten mittelfristig oder sogar langfristig beurteilen zu können.

Schlüsselwörter: Miniimplantate,   Implantatüberleben,   zahnloser   Unterkiefer

Inhaltsverzeichnis

1 Einleitung

Standardimplantate stoßen im Unterkiefer besonders bei den Patienten an ihre Grenzen, die Implantate am meisten benötigen. Zahnlose Patienten mit schmalem Kieferkamm, aufgrund des Alters oft mit erhöhtem allgemeinmedizinischen Risiko, wünschen sich eine Verbesserung des Halts ihrer Totalprothese im Unterkiefer.

Aufgrund der geringen Retentionsmöglichkeiten im zahnlosen insbesondere atrophieren Unterkiefer stellt eine rein schleimhautgetragene Prothese keinen adäquaten Ersatz der verlorenen Zähne dar.

Miniimplantate bieten hier eine Alternative zu Standardimplantaten, um diesen Verlust an Lebensqualität wiederherzustellen.

Miniimplantate weisen einen Durchmesser von 1,8 mm bis 2,9 mm auf, sind zumeist einteilig, und werden dadurch sofort belastet (Huemer 2013). Durch ihre geringere Dimension ermöglichen sie auch die Implantation im atrophierten Kiefer meist ohne aufwendige Knochenaugmentation (Esposito 2009).

Da meistens ein minimal invasiver Eingriff ohne Lappenpräparation möglich ist, und die Einteiligkeit kein weiteres chirurgisches Freilegen erfordert, ist die Behandlung für den Patienten schonender (Mundt 2014). Dadurch wird auch eine Behandlung von ängstlichen Patienten oder Patienten mit reduziertem Allgemeinzustand ermöglicht.

Die fehlende Augmentation und die Einfachheit der Behandlung verringern die Kosten und verkürzen die Behandlungsdauer (Elsyad 2013, Jofre 2010).

Die Kugelknopfanker sind prothetisch einfach zu versorgen. Der Gummi-O-Ring kann mit geringem Aufwand ausgetauscht werden und ist das einzige Verschleißteil, da dieser den Kontakt zwischen Implantat und Prothese darstellt (Chung 2012).

Die geringe Dimensionierung des Matrizen-Patrizen-Systems ermöglicht den einfachen Umbau einer vorhandenen Totalprothese. Der Aufwand der prothetischen Nachsorge erweist sich mit Bruchreparaturen, Unterfütterungen und Austausch der Matrizen als gering.

Demgegenüber stehen verminderte mechanische Eigenschaften, wie eine verringerte Bruchfestigkeit, die bei falscher Handhabung bereits zum intraoperativen Bruch führen kann. Der verringerte Durchmesser führt zu einer erhöhten Belastung der Kortikalis im Vergleich zu Standartimplantaten (Bourauel 2012). „Dies könnte zu progredientem periimplantären Knochenverlust mit konsekutivem Implantatverlust führen." (Schiegnitz 2013)

Das minimalinvasive chirurgische Vorgehen ohne Flap und Augmentation erscheint vor allem für Anfänger einfach. Dabei muss bei jedem Patienten das Bohrprotokoll individuell angepasst werden (Shatkin 2007).

Vor allem die initiale Pilotbohrung scheint entscheidend und muss vom Behandler subjektiv aufgrund der vermuteten Knochendichte eingeschätzt werden. Dabei entspricht die erfolgreiche Anwendung einer Lernkurve (Huemer 2013), was von Anfängern nicht unterschätzt werden sollte.

Malo stellt in seiner Studie die These auf, dass bei erfahrenen Chirurgen die Survivalrate der Implantate höher sei als bei den unerfahrenen (Malo 2011). Schiegnitz spricht davon, dass Miniimplantate „im chirurgischen Handling prinzipiell anspruchsvoller sind und für die sichere Anwendung eine gewisse Routine erfordern." (Schiegnitz 2013)

Implantate mit einem Standarddurchmesser erreichen sehr gute Survival- und Erfolgsraten (Laurell 2011). Werden Augmentationsverfahren benötigt, werden diese Ergebnisse nicht mehr erreicht (Eposito 2009).

Daher stellt sich die Frage, ob stattdessen nicht Miniimplantate eine Alternative im zahnlosen Unterkiefer darstellen könnten, und welche Faktoren den Erfolg/ die Survivalrate dieser beeinflussen.

Deshalb sollen in dieser Studie der Einfluss der Implantatlänge, die Anzahl der gesetzten Implantate, die Position der gesetzten Implantate anterior oder posterior, das angewendete chirurgische Verfahren, der Zeitpunkt der Belastung und der Einfluss des Durchmessers auf die Survivalrate untersucht werden.

2 Material und Methoden

2.1 Suchstrategie und Suchkriterien

Verwendet wurde die englisch sprachige Suchmaschine PubMed um Artikel bis Dezember 2015 zu durchsuchen. Die Suche wurde nicht durch das Publikationsdatum eingeschränkt.

Die Suche wurde sowohl mit Suchbegriffen als auch mit Schlagwörtern durchgeführt.

Die Suchbegriffe waren „mini dental implants", „narrow diameter implants" und „small diameter implants" , ergänzt wurde die Suche noch mit den Begriffen „edentulous", „overdenture" und „mandible".

Zusätzlich zu den Datenbanken wurden die Literaturangabelisten von dort gefundenen Artikeln, Fallvorstellungen und Reviews zu dieser Thematik nach relevanten Artikeln durchsucht.

Es wurden nur randomisierte kontrollierte, prospektive und retrospektive Studien eingeschlossen, die Implantate mit einem Durchmesser kleiner als 3 mm ausschließlich im zahnlosen Unterkiefer berücksichtigten.

Patientenfälle, Reviews, nicht klinische Studien und Manuals wurden nicht berücksichtigt.

Desweiteren wurden Artikel, in denen zwischen Unterkiefer und Oberkiefer nicht getrennt voneinander betrachtet wurde, ausgeschlossen.

2.2 Datenanalyse

Die Artikel wurden nach folgenden Variablen durchsucht:

Studientyp, Dauer der Studie, Veröffentlichungsjahr der Studie, Implantatmarke und Implantatoberfläche, Implantatposition im Unterkiefer, Anzahl pro Unterkiefer, Anzahl der Probanden, Anzahl der Implantate gesamt, Implantatverluste, Implantatbrüche, Sofortbelastung oder frühe Belastung, OP Typ flapless oder flap und die Survivalrate.

Nach diesen Suchkriterien wurden 14 Studien berücksichtigt.

2.3 Relevante Studien

Lediglich 14 Literaturquellen erwiesen sich als themenrelevant. Andere durch die Literaturrecherche gefundenen Quellen differenzierten nicht zwischen im Oberkiefer und Unterkiefer gesetzten Implantaten, oder befassten sich ein- oder ausschließlich mit festsitzendem Zahnersatz. 5 Studien waren retrospektiv Ahn et al. (2004), Bulard et al. (2005), Cho et al. (2007), Griffitts et al. (2005), Mundt et al. (2014/2013), 7 prospektiv Brandt et al. (2012), Catalan et al. (2015), Elsyad et al. (2011), Maryod et al. (2014), Morneburg et Proschel (2008), Preoteasa et al. (2014) und Scepanovic et al. (2013).

Lediglich 2 Studien waren randomisiert durchgeführt: Jofre et al. (2010) und Souza et al. (2015).

Tabelle 1: In die Untersuchung einbezogene Studien

Referent	Titel	Studiendesign
Ahn et al. (2004)	Immediate Loading With Mini Dental Implants in the fully Edentulous Mandible	retrospektiv
Brandt et al. (2012)	Short-Term Objective and Subjective Evaluation of Small-Diameter Implants Used to Support and Retain Mandibular Prosthesis	prospektiv
Bulard et al. (2005)	Multi-Clinic Evaluation Using Mini-Dental Implants for Long-Term Denture Stabilization: A Prelimenary Biometric Evaluation	retrospektiv
Catalan et al. (2015)	Mandibular Overdentures Retained by two Mini-Implants: A seven Year Retention and Satisfaction Study	prospektiv
Cho et al. (2007)	Immediate Loading of Narrow-Diameter Implants With Overdentures in severly atrophic mandibles	retrospektiv
Elsyad et al. (2011)	The Clinical and radiographic outcome of immediately loaded mini imlants supporting a mandibular overdenture. A 3 year prospective study	prospektiv
Griffitts et al. (2005)	Mini dental implants: An adjunct for retention, stability, and comfort for edentulous patient	retrospektiv
Jofre et al. (2010)	Survival of Splinted Mini-Implants After Contamination with Stainless Steel	randomisiert
Maryod et al. (2014)	Immediate versus Early Loading of Mini-Implants Supporting Mandibular Overdentures: A Preliminary 3-Year Clinical Oucome Report	prospektiv
Morneburg et Proschel (2008)	Success rates of miroimplants in edentulous patients with residual ridge resorption	prospektiv
Mundt et al. (2014/2013)	Verlustanalyse von Mini-Implantaten zur Fixierung totaler Prothesen / Clinical respnose of edentulous people treated with mini dental implants in nine dental practices	retrospektiv
Preoteasa et al. (2014)	A 3-Year Follow-up Study of Overdenures Retained by Mini-Dental Implants	prospektiv
Souza et al. (2015)	Mini vs. Standard Implants for Mandibular Overdentures: A Randomized trial	randomisiert

Scepanovic et al. (2013)	Immediately loaded mini dental implants as overdenture retainers: 1 Year cohort study of imlant stability and peri-implant marginal bone level	prospektiv

2.4 In die Untersuchung nicht einbezogene Artikel

6 Reviews zur Thematik wurden bei der Datenerhebung ausgeschlossen.

Tabelle 2: Reviews, die nicht in die Untersuchung einbezogen wurden

Bidra (2013)	Mini implants for definitive prosthodontic treatment: A systematic review http://www.joionline.org/doi/abs/10.1563/1548-1336(2001)027	Review
Flanagan (2011)	The Mini Dental Implant in Fixed and Removable Prosthetics: A Review http://www.joionline.org/doi/full/10.1563/AAID-JOI-D-10-00052.1	Review
Hasan (2014)	Biomechanics and load resistance of small diameter and mini dental implants: a review of literature	Review
Labarre (2008)	Narrow Diameter Implants for Mandibular Denture Retention	Review
Lee (2013)	Long-term retrospective study of narrow implants for fixed dental prostheses	Review
Sohrabi (2012)	How successful are small-diameter implants? A literature review	Review

3 Artikel über Fallpräsentationen wurden ebenfalls nicht zur Datenanalyse herbeigezogen.

Tabelle 3: Fallpräsentationen, die nicht in die Untersuchung einbezogen wurden

Enkling (2013)	Mini-Implantate: eine sichere Therapie-Alternative beim zahnlosen Patienten	Fallpräsentation
Misch (2007)	Small diameter implants for optimal stabilization of implant supported overdentures	Fallpräsentation
Singh (2010)	Management of atrophic mandibular ridge with mini dental implant system	Fallpräsentation

4 weitere Artikel beschäftigen sich mit Miniimplantaten im Ober- und Unterkiefer ohne die Ergebnisse weiter zwischen den Kiefern zu differenzieren.

Tabelle 4: Artikel, die nicht einbezogen wurden, da sie nicht zwischen Ober- und Unterkiefer differenzierten

Arisan (2013)	Evaluation of 316 narrow diameter implants followed for 5–10 years: a clinical and radiographic retrospective study	Studie betrachtet Miniimplantate im Ober- und Unterkiefer und differenziert nicht weiter
Balaji (2010)	A Pilot Study of Mini Implants as a Treatment Option for Prosthetic Rehabilitation of Ridges with Sub-Optimal Bone Volume	Studie betrachtet Miniimplantate im Ober- und Unterkiefer und differenziert nicht weiter
Bourauel (2012)	Biomechanical finite element analysis of small diameter and short dental implants:extensive study of commercial implants	Studie betrachtet Miniimplantate im Ober- und Unterkiefer und differenziert nicht weiter
Mundt (2015)	Clinical response of edentulous people treated with mini dental implants in nine dental practices	Studie betrachtet Miniimplantate im Ober- und Unterkiefer und differenziert nicht weiter

3 Ergebnisse

3.1 Studiendauer, Anzahl der Probanden und der gesetzten Miniimplantate

Der Studienzeitraum lag zwischen 12 Wochen und 8 Jahren. Die Autoren Ahn et al (2004) betrachteten mitunter sehr kurze Verweildauern von im Durchschnitt 21 Wochen während Catalan et al. (2015) über einen Beobachtungszeitraum von 7 Jahre blicken. Griffitts et al. (2005) betrachtete über einen Zeitraum von lediglich 5 Monaten, Souza et al. (2015) und Scepanovic et al. (2013) über ein Jahr, Cho et al. (2007) 14 bis 36 Monate (22 im Durchschnitt), Brandt et al. (2012) und Jofre et al. (2010) über 2 Jahre, Elsyad et al. (2011), Maryod et al. (2014), Preoteasa et al. (2014) über 3 Jahre, Mundt et al. (2014/2013) über 4 Jahre, Morneburg and Proschel (2008) über 6 Jahre, Bulard et al. (2005) einen Zeitraum von 4 Monaten bis zu 8 Jahren, wobei die meisten über mehr als 2 Jahre.

Im Durchschnitt wurde die Verweildauer über einen Zeitraum von insgesamt 2,6 Jahren betrachtet.

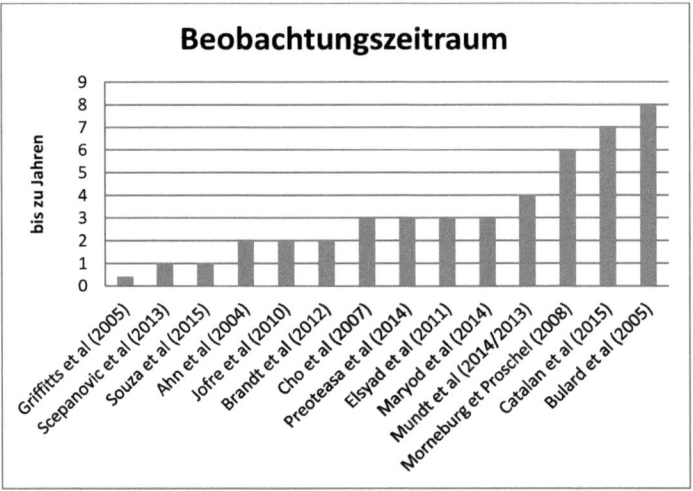

Fig. 1: Beobachtungszeitraum untersuchten Studien

Die Anzahl der Probanden lag zwischen 7 bei Catalan et al (2015) und 95 bei Mundt et al. (2014). Brandt et al. (2012) unterscheiden ihre Probanden zwischen Rauchern (7) und Nichtrauchern (20). Desweiteren lag die Anzahl der Probanden bei Cho et al. (2007) 10, Elsyad et al. (2011) 28, Griffitts et al. (2005) 24, Jofre et al. (2010) 45, Maryod et al. (2014) 30, Morneburg et Proschel (2008) 67, Preoteasa et al. (2014) 16, Souza et al. (2015) 80 und Scepanovic et al. (2013) 30.

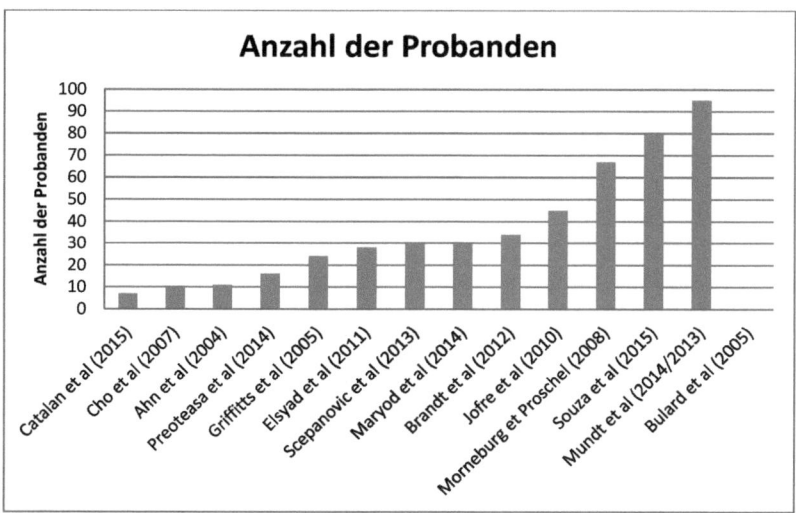

Fig. 2: Anzahl der untersuchten Probanden in den jeweiligen Studien

Bulard et al. (2005) machen in Ihrer Studie keine Angabe über die Anzahl der Probanden und betrachten lediglich die Anzahl der gesetzten Implantate. Im Durchschnitt wurden 36 Probanden betrachtet, insgesamt handelte es sich um 470 Probanden.

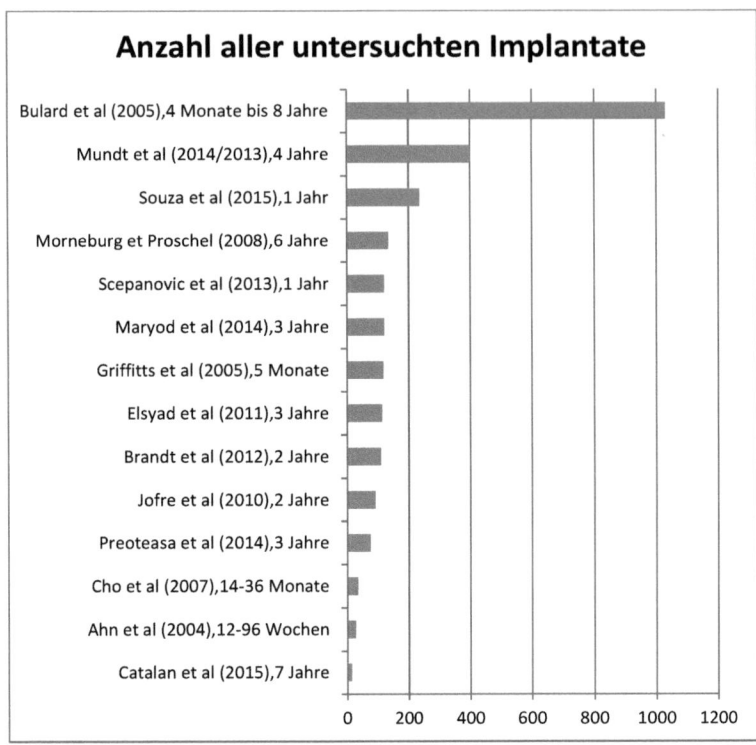

Fig. 3: Anzahl aller untersuchten Implantate

Die Anzahl der betrachteten Implantate in vivo lag zwischen 14 Implantaten bei Catalan et al. (2005) und 1029 bei Bulard et al. (2005). Des Weiteren lag die Anzahl der untersuchten Miniimplantate bei Ahn et al. (2004) 27, Brandt et al. (2012), Cho et al. (2007) 34, Elsyad et al. (2011) 112, Griffitts et al. (2005) 116, Jofre et al. (2010) 90, Maryod et al. (2014) 120, Morneburg et Proschel (2008) 134, Mundt et al. (2014/2013) 402, Preoteasa et al. (2014) 74, Souza et al. (2015) 236 und bei Scepanovic et al. (2013) 120.

Im Durchschnitt wurden 186 Implantate betrachtet und damit insgesamt in allen Studien zusammen 2616 Implantate untersucht.

Tabelle 5: Beobachtungszeitraum, Anzahl der Probanden, Anzahl der Implantate

Referent	Betrachtungszeitraum	Anzahl der Probanden	Anzahl aller Implantate
Ahn et al. (2004)	12-96 Wochen Im Durchschnitt 21 Wochen	11	27
Brandt et al. (2012)	2 Jahre	27 (7 davon Raucher)	108
Bulard et al. (2005)	4 Monate bis 8 Jahre Die meisten 2 Jahre und länger	keine Angabe	1029
Catalan et al. (2015)	7 Jahre	7	14
Cho et al. (2007)	14-36 Monate (22 im Schnitt)	10	34
Elsyad et al. (2011)	3 Jahre	28	112
Griffitts et al. (2005)	5 Monate	24	116
Jofre et al. (2010)	2 Jahre	45	90
Maryod et al. (2014)	3 Jahre	30	120
Morneburg et Proschel (2008)	6 Jahre	67	134
Mundt et al. (2014/2013)	4 Jahre	95	402
Preoteasa et al. (2014)	3 Jahre	16	74
Souza et al. (2015)	1 Jahr	80	236
Scepanovic et al. (2013)	1 Jahr	30	120

3.2 Survivalraten für Miniimplantate im zahnlosen Unterkiefer

Die Survivalrate beschreibt das Überleben des Implantates in vivo, ohne weitere Anforderungen zu stellen. Lediglich Elsyad verwendet noch den Begriff der Successrate, die den marginalen Knochenverlust bis maximal zur Hälfte der Implantatlänge als auch Stabilität und Schmerzfreiheit als Faktoren einbezieht.

Tabelle 6: Survivalraten der Einzelgruppen und der Studien insgesamt

Referent	Survivalrate	Survivalraten gesamt
Ahn et al. (2004)	96,30%	96,30%
Brandt et al. (2012)	Nichtraucher 100% Raucher 79%	93,75%
Bulard et al. (2005)	91,17%	91,17%
Catalan et al. (2015)	100%	100%
Cho et al. (2007)	94,10%	94,10%
Elsyad et al. (2011)	survival rate 96,4% success rate 92,9%	96,40%
Griffitts et al. (2005)	97,40%	97,40%
Jofre et al. (2010)	97,8% mit Guide 90,9% ohne Guide	94,35%
Maryod et al. (2014)	91,7% Sofortbelastung 96,7% frühe Belastung	94,20%
Morneburg and Proschel (2008)	95.5%	95,50%
Mundt et al. (2014/2013)	97,0% anterior 91,1% posterior	94,05%
Preoteasa et al. (2014)	100%	100%
Souza et al. (2015)	89% für 4 Implantate 82% für 2 Implantate	85%
Scepanovic et al. (2013)	98,30%	98,30%

Brandt et al. (2012) weisen sowohl mit 79% für ihre Rauchergruppe die niedrigste als auch mit 100% für die Nichtrauchergrupe die höchste Erfolgsrate von 100% auf. Catalan et al. (2015), Preoteasa (2014) erreichen ebenfalls das 100% Erfolgsmaximum.

Ahn et al. (2004) erhalten eine Survivalrate von 96,30% für ihre Miniimplantate, allerdings sind diese nur als provisorische Versorgung der Unterkieferprothesen gebraucht worden, um dann durch konventionelle Implantate abgelöst zu werden

Bulard et al. (2005) betrachten in ihrer retrospektiven Studie die meisten Implantate und errechnenten ein Ergebnis von 91,17%.

Elsyad et al. (2011) betrachteten die Survivalrate (96,4%) und die Successrate (92,9%) getrennt. Während die Survivalrate das reine Verbleiben des Implantates in Vivo betrachtete, beinhaltete die Successrate den marginalen Bonelevellos bis maximal zur Hälfte der Implantatlänge als auch Stabilität und Schmerzfreiheit als Faktoren.

Jofre et al. (2010) verglichen die Survivalrate von Implantaten ohne und mit Kontamination durch ein Stahl-Gide, wobei die kontaminierten Implantate mit 97,8% besser abschlossen haben als die Miniimplantate ohne Guide mit 90,9%.

Maryod et al. (2014) unterschieden ihre Probanden zwischen Sofortbelastung und der frühen Belastung. Wurde beim Setzen der Miniimplantate ein Widerstand von 35 nm nicht erreicht, dann wurde auf eine Sofortbelastung verzichtet und auf die frühe Belastung nach 3 Monaten zurückgegriffen. Dabei kamen sie auf eine Survivalrate von 91,7% für die Sofortbelastung und 96,7% für die frühe Belastung.

Mundt et al. (2014/2013) platzierten Miniimplantate auch im posterioren Bereich mit 91,1% Erfolg und erhielten getrennt davon anterior (interforaminär) die Survivalrate von 97%.

Als einzige Studie betrachteten Souza et al. (2015) die Survivalrate getrennt für 2 Miniimplantate (82%) und für 4 Miniimplantate (89%).

Desweiteren erhalten Scepanovic et al. (2013) eine 98,30%, Morneburg and Proschel (2008) 95.5%, Griffitts et al. (2005) 97,40%, Cho et al. (2007) 94,10% Survivalrate.

Im Gesamtdurchschnitt betrug die Survivalrate damit 93,86%.

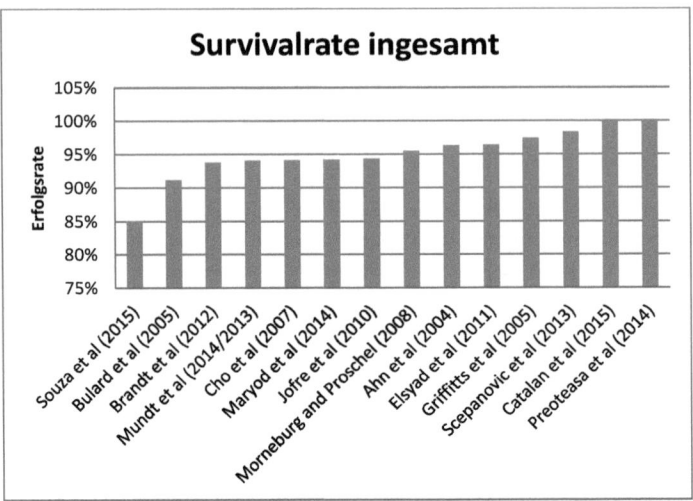

Fig.4: Survivalrate insgesamt

Betrachtet man allerdings den Gesamterfolg der Studien, ohne die Teilgruppen zu unterscheiden, ergibt sich ein homogeneres Erscheinungsbild. Demnach kommen lediglich Souza et al. (2015) auf 85%, die anderen Studien liegen über 90%.

3.2.1 Welchen Einfluss haben die unterschiedlichen Implantatlängen auf die Survivalrate?

Tabelle 7: Survivalrate, Implantatlänge und die Erfolgsrate im Durchschnitt in Bezug auf die jeweilige Implantatlänge

Referent	Survivalrate	Implantatlänge	Survivalrate im Durchschnitt
Bulard et al. (2005)	91,17%	keine Angabe	91,17%
Cho et al. (2007)	94,10%	7-14 mm	94,10%
Morneburg et Proschel (2008)	95,50%	9-15 mm	95,50%
Souza et al. (2015)	89% / 82%	10 mm	86%
Mundt et al. (2014/2013)	97,00% / 91,10%	10-18 mm	94,08%
Preoteasa et al. (2014)	100%		
Brandt et al. (2012)	100% / 79%		
Griffitts et al. (2005)	97,40%		
Elsyad et al. (2011)	96,40%	12-18 mm	96,40%
Scepanovic et al. (2013)	98,30%	13 mm	98,30%
Catalan et al. (2015)	100%	13-15 mm	100%
Ahn et al. (2004)	96,30%	13-18 mm	96,30%
Jofre et al. (2010)	97,80% / 90,90%	15 mm	94,28%
Maryod et al. (2014)	91,70% / 96,70%		

Bulard et al. (2005) machen keine Angabe über die Implantatlängen bei ihrer retrospektiven Betrachtung und erhalten eine Survivalrate von 91,17%.

Die Implantatlängen der anderen Studien lagen zwischen 7 mm und 18 mm. Die Durchschnittslänge in allen Studien zusammen betrug damit 13,56 mm.

Die meisten Autoren verwendeten unterschiedliche Implantatlängen, ohne differenziert deren Einfluss auf die Survivalrate zu betrachten. So benutzten Cho et al. (2007) unter anderem die kürzesten Implantate mit 7 mm bis jedoch auch 14 mm und kamen trotzdem auf eine 94%e Survivalrate. Zu einem ähnlichen Ergebnis mit 95,50% kommen auch Morneburg et Proschel (2008) mit Implantatlängen zwischen 9-15 mm.

Souza et al. (2015) kommen in ihrer Untersuchung mit 10 mm Implantaten auf durchschnittlich 86%, was die geringste Survivalrate aller Studien darstellt, wenn man von der Raucherteilgruppe von Brandt et al. (2012) absieht.

Die größte Gruppe stellen die Längen 10-18 mm von Mundt et al. (2014/2013), Preoteasa et al. (2014), Brandt et al. (2012) und Griffitts et al. (2005) mit einer Survivalrate von 94,08% dar.

Des Weiteren stellen Elsyad et al. (2011) mit 12-18 mm 96,40%, Scepanovic et al. (2013) mit 13mm 98,30%, Catalan et al. (2015) mit 13-15mm 100%, Ahn et al. (2004) mit 13-18mm 96,30% und Jofre et al. (2010) und Maryod et al. (2014) mit 15 mm eine Survivalrate von durchschnittlich 94,28% fest.

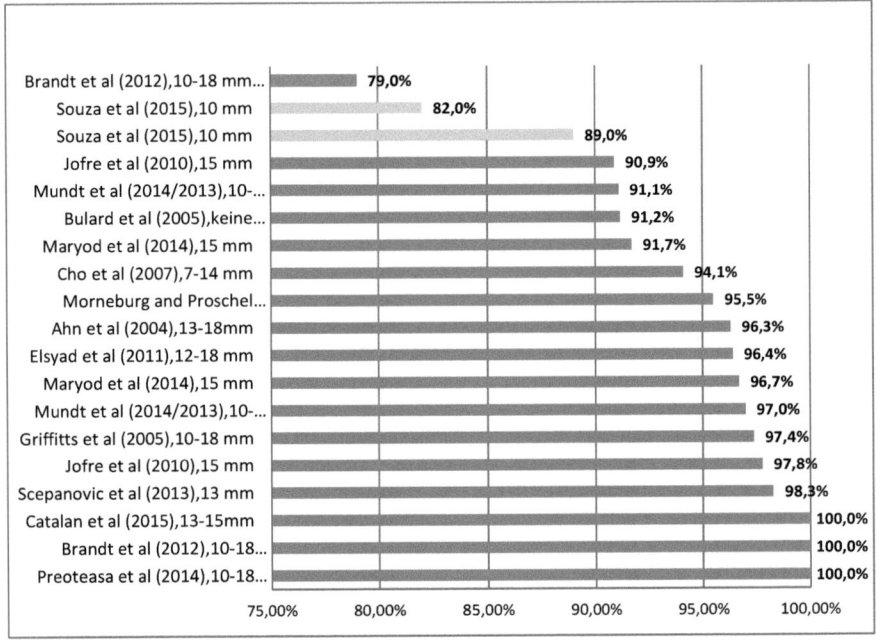

Fig. 5: Die Survivalrate in Bezug auf die Implantatlänge unterteilt in die jeweiligen Untergruppen

Bei der Betrachtung des Schaubildes fällt auf, dass sich die Rauchergruppe von Brandt et al. (2012) deutlich von den anderen Studien unterscheidet. Die mitunter kürzesten Implantate bei Souza et al. (2015) schneiden ebenfalls schlechter ab als der Rest. Die verbleibenden Studien liegen über 90 %.

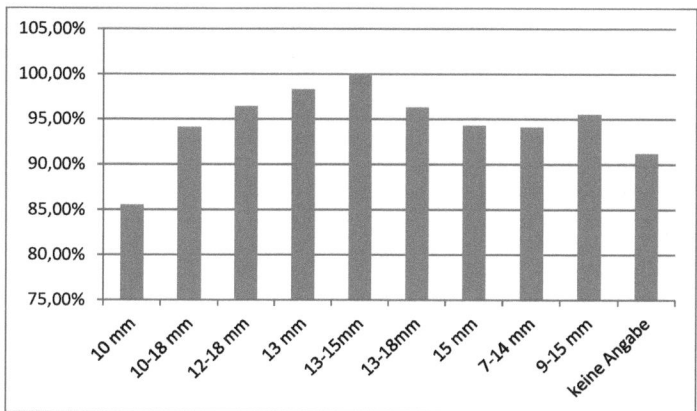

Fig. 6: Die Survivalrate in Bezug auf die Implantatlänge

Betrachtet man die Durchschnitte der Erfolgsraten im Vergleich zur Implantatlänge, so erkennt man ein Erfolgsmaximum von 100% bei 13-15 mm. Wiederum schlossen die kürzesten Implantate mit 85% am schlechtesten ab.

Tabelle 8: Survivalrate in Bezug auf die Implantatlänge

Implantatlänge	Survivalrate im Durchschnitt
13-15mm	100,00%
13 mm	98,30%
12-18 mm	96,40%
13-18mm	96,30%
9-15 mm	95,50%
15 mm	94,28%
7-14 mm	94,10%
10-18 mm	94,08%
keine Angabe	91,17%
10 mm	85,50%

3.3 Welchen Einfluss hat die Position im Unterkiefer anterior oder posterior auf die Survivalrate?

Tabelle 9: Erfolgsrate, Implantatposition und durchschnittliche Erfolgsraten

Referent	Survivalrate	Implantatposition	Durchschnitt der Survivalraten
Ahn et al. (2004)	96,30%	Anterior	94%
Brandt et al. (2012)	100% 79%		
Bulard et al. (2005)	91,17%		
Catalan et al. (2015)	100%		
Cho et al. (2007)	94,10%		
Elsyad et al. (2011)	96,40%		
Griffitts et al. (2005)	97,40%		
Jofre et al. (2010)	97,80% 90,90%		
Maryod et al. (2014)	91,70% 96,70%		
Morneburg and Proschel (2008)	95.5 %		
Mundt et al. (2014/2013)	97%		
Preoteasa et al. (2014)	100%		
Souza et al. (2015)	89% 82%		
Scepanovic et al. (2013)	98,30%		
Mundt et al. (2014/2013)	91,10%	Posterior	91,10%

Die Miniimplantate wurden ausschließlich im interforaminären Bereich platziert bei Ahn et al. (2004), Brandt et al. (2012), Bulard et al. (2005), Catalan et al. (2015), Cho et al. (2007), Elsyad et al. (2011), Griffitts et al. (2005), Jofre et al. (2010), Maryod et al. (2014), Morneburg and Proschel (2008), Preoteasa et al. (2014), Souza et al. (2015), Scepanovic et al. (2013), lediglich Mundt et al. (2013/2014) setzten auch im posterioren Bereich Miniimplantate und kamen zu dem Ergebnis, dass die Survivalrate im anterioren Bereich mit 97 % höher liegt als im posterioren Bereich mit 91,1%. Im Durchschnitt wurde anterior mit 94% eine leicht höhere Survivalrate erreicht.

3 Referenten Brandt et al. (2012), Catalan et al. (2015) und Preoteasa et al. (2014) kommen für den anterioren Bereich auf ein Erfolgsergebnis von 100%.

3.4 Welchen Einfluss hat die Anzahl der im Unterkiefer gesetzten Implantate auf die Survivalrate?

Tabelle 10: Survivalrate, Anzahl der Implantate pro Unterkiefer und durchschnittliche Erfolgsrate in Bezug auf die Anzahl der gesetzten Implantate

Referent	Survivalrate	Anzahl pro Unterkiefer	Durchschnitt der Survivalrate nach Anzahl der Implantate pro Unterkiefer
Catalan et al. (2015)	100%		
Jofre et al. (2010)	97,80% 90,90%	2	93%
Morneburg and Proschel (2008)	95,50%		
Souza et al. (2015)	82%		
Ahn et al. (2004)	96,30%	2 bis 4	96,30%
Cho et al. (2007)	94,10%		
Souza et al. (2015)	89%		
Brandt et al. (2012)	100% 79%		
Elsyad et al. (2011)	96,40%	4	93%
Griffitts et al. (2005)	97,40%		
Maryod et al. (2014)	91,70% 96,70%		
Mundt et al. (2014/2013)	97% 91,10%	3/4/5/6	94%
Preoteasa et al. (2014)	100%	4 bis 6	100%

Die Anzahl der gesetzten Miniimplantate lag bei 2 bei Ahn et al. (2004), Catalan et al. (2015), Cho et al. (2007), Jofre et al. (2010), Morneburg and Proschel (2008), Souza et al. (2015) und (bzw. oder) 4 bei Ahn et al. (2004), Cho et al. (2007), Elsyad et al. (2011), Griffitts et al. (2005), Maryod et al. (2014), Souza et al. (2015) und Scepanovic et al. (2013).

Mundt et al. (2014/2013) verwenden 3/4/5/6 Implantate pro Unterkiefer und Preoteasa et al. (2014) 4 bis 6 Miniimplantate.

Im Durchschnitt wurden somit 3,4 Miniimplantate pro Unterkiefer platziert, wobei Bulard et al. (2005) keine Angaben über die Anzahl der Miniimplantate pro Unterkiefer machten.

Lediglich Souza et al. (2015) betrachteten die Survivalrate getrennt für 2 Miniimplantate (82%) und 4 Miniimplantate (89%).

Die Survivalrate liegt sowohl für 2 als auch für 4 Miniimplantate bei genau 93% im Durchschnitt. Für 3-6 Miniimplantate liegt sie bei 94 % und für 4-6 Miniimplantate bei 100%.

3.5 Welchen Einfluss hat der Implantatdurchmesser auf die Survivalrate?

Tabelle 11: Survivalrate, Implantatdurchmesser und durchschnittliche Erfolgsrate in Bezug auf den Durchmesser

Referent	Survivalrate	Implantatdurchmesser	Durchschnitt der Survivalrate
Ahn et al. (2004)	96,30%	1,8 mm	96,17%
Catalan et al. (2015)	100%		
Elsyad et al. (2011)	96,40%		
Griffitts et al. (2005)	97,40%		
Jofre et al. (2010)	97,80%		
	90,90%		
Maryod et al. (2014)	91,70%		
	96,70%		
Scepanovic et al. (2013)	98,30%		
Mundt et al. (2014/2013)	97,00%	1,8 mm / 2,1 mm	94,05%
	91,10%		
Preoteasa et al. (2014)	100%	1,8 /2,1 /2,4 mm	95%
Bulard et al. (2005)	91,17%		
Cho et al. (2007)	94,10%		
Souza et al. (2015)	89%	2,0 mm	88%
	82%		
Brandt et al. (2012)	100%		
	79%		
Morneburg and Proschel (2008)	95.5 %	2,5 mm	95.5 %

Der Implantatdurchmesser lag am häufigsten bei 1,8 mm und wurde von Ahn et al. (2004), Catalan et al. (2015), Elsyad et al. (2011), Griffitts et al. (2005), Jofre et al. (2010), Maryod et al. (2014) und Scepanovic et al. (2013) verwendet. Dabei wurde im Durchschnitt eine Survivalrate von 96,17% erreicht.

Bei Mundt et al. (2014/2013) kamen 1,8mm bzw. 2,1 mm mit 94,05% zur Verwendung.

Bulard et al. (2005), Cho et al. (2007) und Preoteasa et al. (2014) benutzen eine Dicke zwischen 1,8 - 2,4mm mit 95% Erfolg.

Brandt et al. (2012) und Souza et al. (2015) verwendeten 2mm dicke Miniimplantate wobei sie die niedrigste Erfolgsrate von 88% erreichten.

Morneburg and Proschel (2008) benutzen Miniimplantate mit dem größten Durchmesser von 2,5 mm bei 95,5% Erfolg.

Der Durchschnittsdurchmesser der gebrauchten Miniimplantate war 1,98 mm.

Die Durchschnitte für die Survivalraten lagen bei 1,8 mm bei 96,17%, für 1,8 mm / 2,1 mm bei 94,05%, für 1,8 /2,1 /2,4 mm bei 95%, für 2,5 mm bei 95,5% und für 2,0mm am niedrigsten bei 88%.

3.6 Welchen Einfluss hat die Belastungsart auf die Survivalrate?

Bei der Belastungsart werden Sofortbelastung, Belastung nach 15 Tagen und die frühe Belastung unterschieden. Bei der Sofortbelastung werden, wie der Name schon sagt, die Implantate sofort durch eine prothetische Versorgung belastet. Dies kann auch erst nach 15 Tagen geschehen oder wie bei der frühen Belastung nach 3 Monaten. In der Zwischenzeit werden die Implantate an der Prothesenbasis freigeschliffen, um eine Belastung zu vermeiden.

Tabelle 12: Survivalrate, Belastungsart und durchschnittliche Erfolgsrate in Bezug auf die Belastungsart

Referent	Survivalrate	Belastungsart	Durchschnitt der Survivalrate
Ahn et al. (2004)	96,30%	Sofortbelastung	93,26%
Brandt et al. (2012)	100%		
	79%		
Bulard et al. (2005)	91,17%		
Cho et al. (2007)	94,10%		
Elsyad et al. (2011)	96,40%		
Griffitts et al. (2005)	97,40%		
Jofre et al. (2010)	97,80%		
	90,90%		
Preoteasa et al. (2014)	100%		
Souza et al. (2015)	89%		
	82%		
Scepanovic et al. (2013)	98%		
Catalan et al. (2015)	100%	nach 15 Tagen Belastung	100%
Maryod et al. (2014)	91,70%	Sofortbelastung oder die frühe Belastung	94,13%
	96,70%		
Mundt et al. (2014/2013)	97,00%		
	91,10%		
Morneburg and Proschel (2008)	95.5 %	frühe Belastung	95,50%

In den meisten Studien wie Ahn et al. (2004), Brandt et al. (2012), Bulard et al. (2005), Cho et al. (2007), Elsyad et al. (2011), Griffitts et al. (2005), Jofre et al. (2010), Preoteasa et al. (2014), Souza et al. (2015) und Scepanovic et al. (2013) wird das Prinzip der Sofortbelastung angewendet und führt zu einer Survivalrate von durchschnittlich 93,26%.

Catalan et al. (2015) belasten ihre Miniimplantate nach 15 Tagen und erreichten damit eine Survivalrate von 100%. Dies ist das beste Ergebnis bei dieser Betrachtung. Allerdings erreichen auch Preoteasa et al. (2014) und Brandt et al. (2012) dieses Ergebnis bei der Sofortbelastung.

Maryod et al. (2014) und Mundt et al. (2014/2013) entschieden intraoperativ, ob sie die Sofortbelastung oder die frühe Belastung anwenden wollen und erhalten zusammen durchschnittlich 94,13% Survivalrate. Bei Mundt et al. (2014/2013) wurden Miniimplantate, die weniger als 35 Ncm aufwiesen, erst nach 3 Monaten belastet. Der Rest wurde ebenfalls mit Sofortbelastung versorgt. Die Survivalrate wurde jedoch nicht weiter nach der Belastungsart differenziert. Lediglich Maryod et al. (2014) betrachteten die Survivalrate in Bezug auf die Belastungsart differenziert und kamen zu dem Ergebnis von 91,7 % bei der Sofortbelastung und 96,7% für die frühe Belastung.

Morneburg and Proschel (2008) wenden von vornherein die frühe Belastung nach 3 Monaten an und sie kommen dadurch auf eine Survivalrate von 95,50%. Diese griffen auf ein zweiteiliges Implantatsystem zurück, womit auch eine „echte" verzögerte Belastung ermöglicht wird.

3.7 Welchen Einfluss hat das chirurgische Verfahren auf die Survivalrate?

Tabelle 13: Survivalrate, Chirurgisches Verfahren und durchschnittliche Erfolgsrate in Bezug auf das Chirurgische Verfahren

Referent	Survivalrate	Chirurgisches Verfahren	Durchschnittliche Survivalrate
Brandt et al. (2012)	100%	flapless	94%
	79%		
Catalan et al. (2015)	100%		
Cho et al. (2007)	94,10%		
Elsyad et al. (2011)	96,40%		
Griffitts et al. (2005)	97,40%		
Jofre et al. (2010)	97,80%		
	90,90%		
Maryod et al. (2014)	91,70%		
	96,70%		
Preoteasa et al. (2014)	100%		
Souza et al. (2015)	89%		
	82%		
Scepanovic et al. (2013)	98,30%		
Mundt et al. (2014/2013)	97,00%	flapless/Mini flap	94,05%
	91,10%		
Bulard et al. (2005)	91,17%	minimal invasiv	91,17%
Ahn et al. (2004)	96,30%	full thickness flap	96,30%
Morneburg and Proschel (2008)	95.5 %		

In den Studien von Brandt et al. (2012), Catalan et al. (2015), Cho et al. (2007), Elsyad et al. (2011), Griffitts et al. (2005), Jofre et al. (2010), Maryod et al. (2014), Preoteasa et al. (2014) und Souza et al. (2015) wurde das flapless Verfahren angewendet und eine durchschnittliche Survivalrate von 94% erreicht.

Mundt et al. (2014/2013) entschieden intraoperativ flapless oder Mini-flap und kamen ebenfalls auf eine Survivalrate von 94%.

Bulard et al. (2005) spricht in seiner großangelegten retrospektiven Studie von minimal invasiv, wobei hierbei vermutlich flappless und Mini-flap angewendet wurden, und erhält ein Ergebnis von 91,17%.

Ahn et al. (2004) und Morneburg et Proschel (2008) wenden full thickness flaps an und kommen damit auf die höchste Survivalrate von 96,30%.

4 Diskussion

In der Literatur wird die Überlebensrate von Miniimplantaten zur Stabilisierung einer Unterkiefertotalprothese zwischen 91 und 98% angegeben (Bulard 2005, Cho 2007, Elsyad 20011, Griffits 2005, Joffre 2010, Morneburg 2008, Mundt 2014).

Die Survivalrate dieser Studie lag im Durchschnitt bei 93,8% und damit vergleichbar mit den Ergebnissen anderer Autoren. Die Ergebnisse der einzelnen Studien waren allerdings recht inhomogen, die Spanne lag zwischen 79% und 100%.

Am schlechtesten schnitt die Rauchergruppe bei Brandt ab. Zwar wird ein negativer Einfluss des Rauchens auf die Überlebensrate von Implantaten diskutiert (Lindhe 2008), und eine negative Wirkung auf Wundheilung und Knochenregeneration konnte gezeigt werden (Wallace 2000), jedoch muss hier auch festgestellt werden, dass lediglich 1 Patient einen Totalverlust in einer kleinen Probandengruppe von 7 Patienten erlitt, und damit die Aussagekraft eingeschränkt ist.

Andere Studien schlossen Raucher und andere Risikogruppen wie Diabetes aus ihren Untersuchungen aus und erhielten bessere Ergebnisse.

Bulard weist in seinen Untersuchungen explizit auf die Wichtigkeit der Einhaltung des Bohrprotokolls hin (Bulard 2005). So sind die Ergebnisse aus verschiedenen Kliniken sehr inhomogen und werden auf Einhaltung oder Nichteinhaltung des Bohrprotokolls sowie die Behandlererfahrung mit entsprechender Lernkurve zurückgeführt.

Cho vermutetet als Grund für die reduzierte Survivalrate, dass 1 Patient zu früh harte Nahrung zu sich genommen hatte. Dadurch kam es zum Verlust. Ein anderes Implantat war in eine Extraktionswunde platziert worden und ging aufgrund nicht ausreichender Primärstabilität verloren (Cho 2007).

Elsyad vermutet hinter einem seiner Verluste mangelnde Patientencompliance. Ein Patient hatte in der Einheilphase ohne Prothese direkt mit den Implantaten gebissen, ohne die Deckprothesen zu verwenden. Dabei war es zum Verlust gekommen (Elsyad 2011).

Es wurde ein direkter Zusammenhang zwischen Implantatlänge und Survivalrate erwartet, je länger das Implantat, desto höher auch die Survivalrate. Dies konnte nicht eindeutig nachgewiesen werden. Es zeigte sich lediglich, dass die Gruppe der 10 mm und damit den kürzesten Implantaten am schlechtesten abgeschnitten hatte (Souza 2015). Allerdings verwendeten auch Cho und Morneburg vereinzelt 7 bzw 9 mm Implantate. Wie viele und welche Implantate der jeweiligen Länge verloren gingen, wird weder hier noch in anderen Studien weiter differenziert (Cho 2007, Morneburg 2008).

Huemer stellt in seinen Untersuchungen einen wesentlichen Einfluss der Implantatlänge auf die Survivalrate fest (Huemer 2013). So vermutet er, dass vor allem eine bikortikale Verankerung entscheidende Vorteile gegenüber einer monokortikalen Verankerung bei kurzen Miniimplantaten hat.

Auch Mundt kommt zu dem Ergebnis, dass die Überlebensrate für 10 mm Implantate mit 90,7% signifikant geringer ausfällt, als 13, 15 und 18 mm Implantate (Mundt 2014)

Bei geringen Implantatlängen liegt eine geringere Implantatoberfläche vor, weshalb in FEM-Studien für Miniimplantate eine biomechanische Überbelastung der Fläche zwischen Implantat und Knochen gezeigt werden konnte (Hasan 2014). Dies könnte als Erklärung für niedrigere Survivalraten bei kurzen Miniimplantaten dienen.

Dem gegenüber berichtet Anitua (Anitua 2010), habe eine Erhöhung der Implantatlänge von 8,5mm auf 15mm eine Abnahme von lediglich 1,7% Stress auf die Kortikalis und somit weit weniger Einfluss auf die Überlebensrate.

Lediglich Mundt untersuchte in seiner Studie auch posterior platzierte Miniimplantate, die anderen Autoren bevorzugten die interforaminäre Insertion der Implantate. Mundt spricht von höheren Verlusten, die aber nicht statistisch signifikant seien (Mundt 2014).

Diese Tendenz der erhöhten Verlustrate posterior im Vergleich zu anterior könnte auf die schlechtere Qualität des Knochens und die höhere Kaubelastung zurückgeführt werden (Fuh 2010).

Es wurde erwartet, dass die Anzahl der gesetzten Implantate sich positiv auf die Survivalrate auswirken würde. Ein deutlicher Unterschied konnte allerdings nicht nachgewiesen werden, vielleicht auch aufgrund der Tatsache, dass auch innerhalb der Studien unterschiedliche Anzahlen an Implantaten benutzt wurden, ohne die Verluste dann weiter zu differenzieren, was einen Vergleich erschwert. Die Gruppe mit 2 gesetzten Implantaten weist die gleiche Survivalrate auf wie die Gruppe mit 4 Implantaten.

Aufgrund des geringen Durchmessers der Miniimplantate fordern einige Autoren mindestens 4 Implantate im Unterkiefer, um die Implantate optimal im interforaminalen Bereich zu verteilen und somit ein möglichst großes Unterstützungspolygon zu erzielen. Ist statt einer angestrebten quadrangulären Abstützung evtl. nur eine lineare Abstützung möglich, wird dadurch eine ungünstige Rotationsachse der Prothese bedingt sein, allerdings fehlen eindeutige klinische Ergebnisse, die diese These unterstützen (Flanagan 2011, Mundt 2013).

Zwar ist die Stresseinleitung laut Anitua, Bourauel, Davarpanah und Flanagan in den periimplantären Knochen bei den durchmesserreduzierten Miniimplantaten höher als im Vergleich mit konventionellen Implantaten (Anitua 2010, Bourauel 2012, Davarpanah 2000 und Flanagan 2008), jedoch kann kein erhöhter marginaler Knocheneinbruch festgestellt werden (Jofre 2010).

Nach Anitua wird der Stress in die Kortikalis um 30,7% reduziert, wenn man den Implantatdurchmesser von 2,5 auf 3,3 mm erhöht (Anitua 2010).

Der kleinere Durchmesser der Miniimplantate im Vergleich zu konventionellen Implantaten ermöglicht eine Insertion im atrophierten Knochen ohne zusätzliche Augmentation. Während bei konventioneller Therapie 1,8 mm kortikaler Knochen gefordert werden, könnten Miniimplantate unter Umständen dauerhaft mit nur 1 mm auskommen (Spray 2000).

Als logischer Nachteil durchmesserreduzierter Implantate bleibt die geringere mechanische Stabilität mit einhergehendem Bruchrisiko zu erwähnen (Quek 2006). So berichten Ahn et al. (2004) von einem intraoperativen Bruch, Mundt et al. (2014/2013) von 2 intraoperativen Brüchen und sogar 4 weiteren während des Beobachtungszeitraumes, Scepanovic et al. (2013) schreibt von 3 intraoperativen Brüchen. Alle anderen in die Auswertung einbezogenen Studien erwähnen nichts von Implantatbrüchen.

Eine Relation zwischen Überlebensrate und unterschiedlichem Durchmesser der Miniimplantate konnte hier nicht gezeigt werden. Der untersuchte Bereich von 1,8 bis 2,5 Millimetern Durchmesser fällt zum Einen klinisch sehr gering aus, zum Anderen wurden in den untersuchten Studien unter anderem Miniimplantate mit unterschiedlichem Durchmesser verwendet, ohne den Erfolg in Bezug auf den Durchmesser zu differenzieren.

Die meisten Autoren (10) verfolgten konsequent das Konzept der Sofortbelastung. Maryod und Mundt entschieden intraoperativ, ob die Implantate sofort belastet werden sollten oder erst nach 3 Monaten (Maryod 2014, Mundt 2014). Dies machten sie vom erreichten Torque beim Eindrehen der Implantate abhängig. Wies dieser nicht 35 nm auf, so erachteten sie die Primärstabilität als nicht ausreichend und schliffen die Prothesenbasis im Bereich der Miniimplantate frei, um diese möglichst nicht zu belasten. Die durchschnittliche Survivalrate unterscheidet sich jedoch kaum von der der Sofortbelastung.

Catalan griff generell auf eine Belastung nach 15 Tagen zurück und erreichte eine 100% Survivalrate, allerdings wurden bei allen bisher genannten Studien einteilige Implantatsysteme verwendet, was ein belastungsfreies Einheilen unter einer Totalprothese ja praktisch ausschließt (Catalan 2015).

Lediglich Morneburg verwendete ein 2 teiliges Implantatsystem, um nach 3 Monaten ungestörter Einheilungszeit die Miniimplantate zu belasten (Morneburg 2008).

Das chirurgische Verfahren wird von verschiedenen Autoren immer wieder auch in Verbindung mit der Behandlererfahrung gebracht. So erscheint ein flapless Vorgehen einfach und wenig aufwendig im Vergleich mit Miniflap oder gar Fullthicknessflaps. Allerdings mangelt es dann an Übersicht, mögliche Knochenunterschnitte und damit Perforationen werden nicht erkannt. Eine mangelhafte Kühlung des Knochenlagers während der Implantatbohrung und eine fehlende Beurteilung, ob eine Korrektur des Alveolarkammes notwendig wäre, werden diskutiert (Bidra 2011,2013). Des Weiteren sprechen mehrere Autoren von einer Lernkurve, um Miniimplantate erfolgreich flapless anzuwenden (Huemer 2013, Shatkin 2007). Die Tiefe der Pilotbohrung muss subjektiv anhand der Knochenqualität eingeschätzt werden. Diese Einschätzung ist jedoch äußerst wichtig sowohl für die Primärstabilität als auch fatal bei zu kurzer Bohrung, denn dann kommt es zum Implantatbruch (Mundt 2013).

Für mehrere Befürworter des flapless Verfahrens spricht das minimalinvasive Vorgehen und damit eine Patienten schonendere OP (Flanagan 2007), was vor allem auch multimorbiden Patienten die Möglichkeit zur Implantation geben soll. Ob dieser kleine Schnitt auch bei einem full flap eine so viel größere Belastung darstellt, ist fraglich.

Tatsächlich zeigen sich hinsichtlich der Survivalrate keine statistisch signifikanten Unterschiede zwischen den verschiedenen operativen Vorgehen.

Letztendendes konnte kein eindeutiger Einfluss des Diameters, der operativen Methode, der Anzahl der verwendeten Miniimplantate, der Belastungsart oder der Position im Unterkiefer auf die Survivalrate gezeigt werden. In Bezug auf die Implantatlänge ergibt sich lediglich der Hinweis, dass kurze Implantate eine niedrigere Survivalrate aufweisen könnten.

Die meisten der untersuchten Studien weisen geringe Probandenzahlen oder einen kurzen Betrachtungszeitraum auf. Innerhalb der Studien wurden unterschiedliche Implantate und unterschiedliche Anzahlen an Implantaten verwendet, ohne dies dann weiter in Bezug auf die Survivalrate bzw. Implantatverlust zu differenzieren. Dies erschwert eine Untersuchung der obengenannten Parameter erheblich.

Die prothetische Versorgung der Kugelknöpfe wurde fast ausschließlich mit einem O-Attachment-Ring durchgeführt, der in einem Metallgehäuse verankert ist. Eine Versorgung mit einem Steg ist bei Miniimplantaten aus Kostengründen nicht vorgesehen.

Fazit: Miniimplantate stellen zur Versorgung eines zahnlosen Unterkiefers mit einer Vollprothese bei entsprechender Behandlererfahrung und Sorgfalt eine kostengünstige Alternative zu Standardimplantaten dar. Auch die prothetische Versorgung gestaltet sich einfach und kostengünstig (im Vergleich zu Stegkonstruktionen), selbiges gilt für den weiteren Unterhalt und beschränkt sich meist auf Unterfütterungen.

5 Literaturverzeichnis

Ahn MR, An KM, Choi JH, Sohn DS. Immediate loading with mini dental implants in the fully edentulous mandible. Implant Dent 2004;13:367-72

Anitua E, Tapia R, Luzuriaga F, Orive G. Influence of implant length, diameter, and geometry on stress distribution: a finite elemet analysis. Int J Periodontics Restorative Dent 2010;30:89-95

Bidra AS, Almas K. Mini implants for definitive prosthdontic treatment: a systematic review. J Prosthet Dent 2013 Mar;109(3):156-64

Bidra AS. Consequences of insufficient treatment planning for flapless implant surgery for a mandibularoverdenture: A clinical report. J Prosthet Dent 2011;105:286-91

Bourauel C, Aitlahrach M, Heineman F, Istabrak H. Biomechanical finite element analysis of small diameterand short dental implants: extensive study of commercial implants. BioTech 2012;57:21-3

Brandt R, Hollis S, Ahuja S, Adatrow P, Balanoff W: Short-Term Objective and Subjective Evaluation of Small-Diameter Implants Used to Support and Retain Mandibular Prosthesis. Journal of the Tennessee Dental Association 2005;38:55-68

Bulard RA, Vance JB: Multi-clinic evaluation using mini dental implants for long term denture stabilization: a preliminary biometric evaluation. Compend Contin Educ dent 2005;26:892-897

Catalan A,Martinez A, Marchesani F, Gonzalez U: Mandibular Overdentures Retained by Two Mini-Implants: A Seven-Year Retention and Satisfaction study. Journal of Prosthodontics 2015;0:1-7

Cho SC Froum S, Tai CH, Cho YS, Elian N, Tarnow DP: Immediate loading of narrow-diameter implants withoverdentures in severly atrophic mandibles. Pract Proced Aesthet Dent 2007;19:167-174

Chung K, Chan D, Gustafson M. Retentive characteristics of narrow-diameter implant-retained overdentures after fatigue loading. J Dent Res 2012; 91:1433

Davarpanah M, Martinez H, Tecucianu Jf, Celetti R, Lazzara R. Small-diameter implants: indications and contraindications. J Esthet Dent 2000;12:186-194

Esposito M, Grusovin MG, Felice P: The efficacy of horizontal and vertical bone augmentation procedures for dental implants – a Cochrane systematic review. Eur J Oral Implantol 2009;2:167-184

Elsyad MA, Gebreel AA, Fouad MM, Elshoukouki AH: The clinical and radiographic outcome of immediately loaded mini implants supporting a mandibular overdenture. A3-year prospective study. J Oral Rehabil 2011;38:827-834

Flanagan D. Flapless dental implant placement. J Oral Implantol. 2007;33:75-83

Flanagan D, Ilies H, McCullough P, McQuoid S. Measurement of the fatique life of mini dental implants: a pilot study. J Oral Implantol 2008;34:7-11

Flanagan D, Mascolo A: The mini dental implant in fixed and removable prosthetics: a review. J Oral Implantol 2011;37:123-132

Fuh LJ, Huang HL, Chen CS et al..: Variations in bone density at dental implant sites in different regions of the jawbone. J Oral Rehabil 2010;37:346-351

Griffitts TM, Collins CP, Collins PC: Mini dental implants: an adjunct for retention, stability, and comfort for the edentulous patient. Oral Surg Oral Med Oral Pathol Oral Radiol Endod 2005;100:81-84

Hasan I, Bourauel C, Mundt T, Stark H, Heinemann F: Biomechanics and load resistance of small-diameter and mini dental implants: s review of literature. Biomed Tech 2014;59:1-5

Huemer P, Huemer B, Gollmitzer I. Miniimplantate – Möglichkeiten und Grenzen im zahnlosen Unterkiefer. Quintessenz 2013;64(3):315-325

Jofre J, Hamada T, Nishimura M, Klattenhoff C. The effect of maximum bite force on marginal bone loss of mini-implants supporting a mandibular overdenture: a randomized controlled trial. Clin Oral Implants Res 2010;21:243-249

Laurell L, Lundgren D. Marginal bone level changes at dental implants after 5 years in function. A meta analysis. Clin Implant Dent Relat Res 2011;35:51-57

Lindhe J, Meyle J: Periimplant diseases: Consensus Report of the Sixth European Workshop on Periodontology. J Clin Periodontol 2008;35(Suppl.8):282-285

MaloP, de Araujo Nobre M. Implants(3.3 mm diameter) for the rehabilitation of edentulous posterior regions: a retrospective clinical study with up to 11 years of follow-up. Clin Implant Dent Relat Res 2011;13:95-103

Maryod WH, Samer MA, Ahmad FS: Immediate Versus Early loading of Mini-Implants Supporting Mandibular Overdentures: A Preliminary 3-Year Clinical Outcome Report, Quintessence 27;553-560

Morneburg TR, Pröschel PA: Success rates of microimplants in edentulous patients with residual ridge resorption. Int J Oral Maxillofac Implants 2008;23:270-276

Mundt T, Schwahn C, Stark T, Biffar R: Clinical response of edentulous people treated with mini dental implants in nine dental practices. Gerodontology 2013, Jul 17. Doi:10.1111

Mundt T, Heinemann F, Stark T, Schwahn C, Biffar R. Verlustanalyse von Miniimplantaten zur Fixierung totaler Prothesen. Deutsche Zahnärztliche Zeitschrift 2014;69:262-270

Preoteasa E, Imre M, Preoteasa CT: A 3-Year Follow-up Study of Overdentures Retained by Mini-Dental Implants. Quintessence 2014;29,1170-1176

Quek CE, Tan KB, Nicholls Jl. Load fatique performance of a single-tooth implant abutment system: effect of diameter. Int J Oral Maxillofac Implants. 2006Nov-Dec,21(6):929-36

Schiegnitz E, Al-Nawas B. Durchmesserreduzierte Implantate. Eine Übersicht. Implantologie 2013;21(3):251-256

Scepanovic M, Calvo-Guirado JL, Markovic A et al.: A 1-year prospective cohort study on mandibular overdentures retained by mini dental implants. Eur J Oral Implantol 2012; 5:367-379

Shatkin TE, Shatkin S, Oppenheimer BD et al. Mini dental implants for long-term fixed and removable prosthetics: a retrospective analysis of 2514 implants placed over a 5 year period. CCompend Condtin Educ Dent 2007;28:92-99

Shatkin TE, Petrotto CA: Mini dental implants: a retrospective analysis of 5640 implants placed over a 12 year period. Compend Contin Educ Eden 2012;33:2-9

Souza RF, Ribeiro AB, Della Vecchia MP, Costa L, Cunha TR, Reis AC, Albuquerque RF: Mini vs Standard Implants for Mandibular Overdentures: A Randomized Trial. Journal of Dental Research 2015;94,1376-1384

Spray JR, Black CG, Morris HF, Ochi S. The influence of bone thickness on facial marginal bone response: stage 1 placement through stage 2 uncovering. Ann Periodontol. 2000;5:119-128

Wallace RH: The relationship between cigarette smoking and dental implant failure. Eur J Prosthodont Rest Dent 2000;8:103-106

6 Abbildungsverzeichnis

36

7   Tabellenverzeichnis

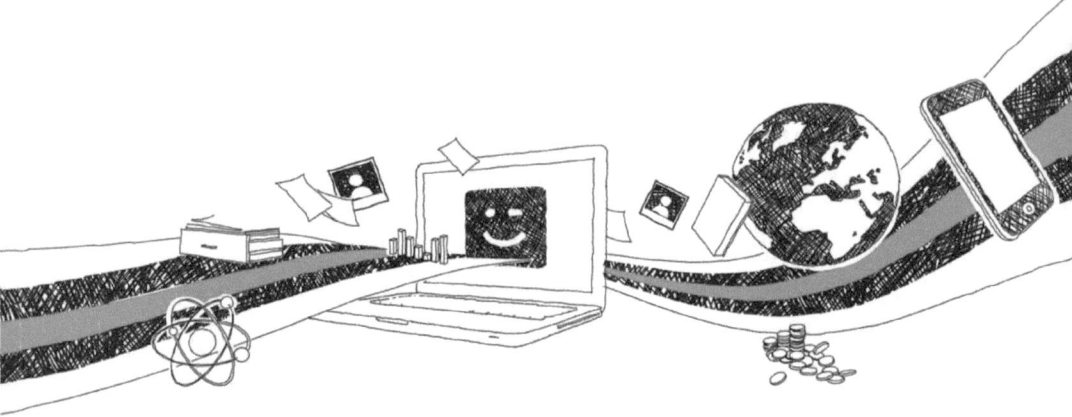
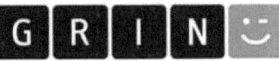